ESSAI

SUR LES ALBUMINURIES

produites par l'élimination des substances toxiques

Paris. — Imprimerie P.-A. BOURDIER et Cⁱᵉ, 30, rue Mazarine.

ESSAI

SUR LES ALBUMINURIES

produites par l'élimination des substances toxiques

PAR LE DOCTEUR

Auguste OLLIVIER

SOUS-BIBLIOTHÉCAIRE A LA FACULTÉ DE MÉDECINE

Interne des Hôpitaux et Hospices civils de Paris, lauréat de l'Académie
de médecine (prix Civrieux), lauréat de la Faculté de médecine (prix Montyon),
membre des Sociétés anatomique et médicale d'observation.

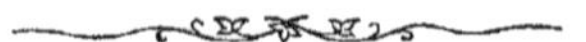

PARIS

ADRIEN DELAHAYE, LIBRAIRE-ÉDITEUR

PLACE DE L'ÉCOLE-DE-MÉDECINE, 23

—

1863

1864

ESSAI
SUR LES ALBUMINURIES

PRODUITES PAR L'ÉLIMINATION DES SUBSTANCES TOXIQUES

> Comme il n'existe que des organes et des fonctions, et que
> celles-ci sont sous la dépendance des organes, il s'ensuit
> rigoureusement que toutes les fois qu'une fonction est alté
> rée d'une certaine façon, il doit y avoir altération dans un
> organe ou dans une des parties constituantes de cet organe,
> y compris les fluides.
>
> Cette altération de l'organe est *profonde* ou *légère*, *pri-
> mitive* ou *consécutive*, *persistante* ou *fugitive*, *sensible* ou
> *insensible* à nos moyens d'investigation; mais elle est néces-
> saire, inévitable; quelle qu'elle soit, connue ou inconnue,
> il faut qu'elle existe, car rien n'arrive pour rien.
>
> (L. Rostan, *Exposition des principes de l'organicisme*,
> 2ᵉ édit. p. 91.)

§ I. — L'histoire physiologique des organes d'élimination est
de date récente. C'est à Wöhler [1] que revient l'honneur d'avoir le
premier entrepris des recherches expérimentales pour savoir par
quelle voie s'éliminent de préférence diverses substances toxiques ou
médicamenteuses, accidentellement introduites dans l'organisme.
Eckhardt, Mosler et Kramer, M. le professeur Claude Bernard,
MM. Péligot, Ossian Henry, Chevalier, ont suivi l'idée de Wöhler,
étendu et complété ses recherches.

Aujourd'hui, nous savons que telle ou telle substance passe par

---

1. Tiedemann et Treviranus. *Zeitschrift für Physiologie*, t. I, 1824.

le rein ou le poumon, la bile ou l'intestin, les glandes salivaires ou sudoripares.

Wöhler reconnut que, parmi les sels solubles ou les substances organiques qui peuvent être impunément absorbés, et dont il est facile de déceler la présence dans les urines, un grand nombre de ces sels, carbonates, chlorates, nitrates potassiques, borate neutre de soude, ainsi que beaucoup de matières colorantes et de principes odorants, s'éliminaient par les urines sans changer d'état chimique. Mais d'autres sels, les tartrates, les malates de potasse ou de soude sont rejetés au dehors sous forme de carbonates alcalins ; ils sont donc décomposés et s'oxydent en traversant les capillaires. Wöhler observa en outre que jamais les sels de plomb, de fer, l'alcool et l'éther ne passent dans les urines après avoir été absorbés en proportion considérable.

Des travaux plus récents ont infirmé quelques-uns de ces résultats d'observations faites avec soin, mais auxquelles manquaient les procédés d'analyse chimique, si précis et si simples, que nous possédons aujourd'hui, et qui n'étaient point dans la science il y a quarante ans, à l'époque où Wöhler entreprit et publia ses recherches.

Les acides minéraux s'éliminent par le suc gastrique ; les sels mercuriaux sont rejetés par la salive, et Kramer a vu que l'iodure de potassium passait non-seulement par les urines, mais par la sueur et par la salive. Il en est de même des sulfocyanures alcalins.

Eckhardt, et, après lui, MM. Ossian Henry, Chevalier, Péligot, ont retrouvé dans le lait le carbonate de soude, les chlorures alcalins, certaines matières colorantes et odorantes ; mais il a été reconnu que le lait n'était pas une voie d'élimination de l'iode ou des iodures alcalins. Des analyses chimiques, faites avec le lait d'ânesses, auxquelles on administrait chaque jour plusieurs grammes d'iodure de potassium, n'ont jamais démontré dans ce produit de sécrétion que des traces à peine sensibles d'iode.

Melsens [1] a empoisonné lentement des animaux avec de l'arsenic ; il leur a fait avaler chaque jour une assez forte proportion d'iode, et jamais il n'a pu constater dans la bile des quantités appréciables d'arsenic ou d'iode ; il a, au contraire, retrouvé dans la bile, après l'ingestion de ces diverses substances, de l'albumine, du sucre, de l'essence de térébenthine.

Il n'entre pas dans le plan de cette thèse de tracer avec plus de détails l'histoire des diverses substances toxiques ou médicamenteuses, au point de vue de leur mode d'élimination. Nous voulons seulement rechercher quelles sont les traces que laissent, en traversant les divers organes, dans la structure même de ces organes, certaines substances toxiques.

§ II. — Il y a dans les empoisonnements, lorsqu'ils surviennent lentement au sein de l'organisme, trois ordres d'accidents à étudier.

Ces accidents correspondent au mode d'absorption, à l'action et à l'élimination du poison.

Les particularités qui se rattachent à l'absorption, ainsi qu'à leur mode d'action, ont surtout préoccupé les physiologistes ; mais l'histoire des empoisonnements n'est pas là tout entière. L'élimination n'est pas sans danger pour les organes que le poison traverse ; les accidents qu'elle détermine ont été presque toujours passés sous silence, et c'est ce qui nous a engagé à les étudier avec quelques détails.

Des faits cliniques avaient été observés depuis longtemps ; nous mentionnerons, sans y insister, le ptyalisme, si fréquent à la suite de l'emploi thérapeutique des mercuriaux, les diarrhées, les ulcérations de l'urémie, les éruptions cutanées pathogénétiques, consécutives à l'ingestion de certains médicaments ; l'érythème qui survient

1. A.-F. Orfila. *De l'élimination des poisons*, Thèse inaugurale. Paris, 1852.

après l'emploi du copahu, de la belladone, les éruptions vésiculeuses, papuleuses, pustuleuses, qu'amènent à leur suite l'arsenic et l'iode, la coloration bronzée, produite par le nitrate d'argent, l'eczéma mercuriel, etc.

Mais si ces accidents ont été observés, on s'est bien gardé de leur donner toujours pour cause efficiente celle qui, pour nous, préside presque constamment à leur évolution, à savoir : l'action exercée par le poison sur les organes par lesquels il tend à s'éliminer. Et, en ne citant qu'un exemple, prenons les éruptions cutanées. Pour une école aujourd'hui célèbre, « la véritable cause des symptômes et des lésions, dans ce cas, c'est l'organisme, par les propriétés morbides qu'il renferme. » Nous nous défions trop des idées doctrinales, pour nous contenter de cette explication. Nous aimons mieux en appeler à l'expérience, que d'accepter une pareille interprétation de faits qui peuvent s'expliquer autrement et d'une façon à la fois plus simple et plus scientifique.

Nous devons répondre aux objections que pourraient faire, à cette idée de l'altération des organes d'élimination, les partisans de la doctrine des principes morbides.

Ces accidents, cutanés ou autres, sont rares, il est vrai, mais cela tient d'abord à ce qu'ils passent souvent inaperçus, parce qu'on n'a pas l'attention appelée sur ce point. De plus, nous ne savons pas comment, à quel moment des empoisonnements lents, et en quelle proportion, s'éliminent les poisons. Aussi ne faut-il pas s'attendre à trouver constamment des accidents d'élimination.

On peut réfuter, de la même façon, l'opinion qui rejetterait les accidents d'élimination, par le seul fait qu'ils ne sont pas toujours en rapport avec les doses de poison ingéré ou le temps qu'a duré l'intoxication. Il suffit de réfléchir un instant aux tolérances si variables des substances toxiques ou médicamenteuses, suivant les individus, pour voir combien est peu solide une telle objection.

§ III. — Lorsqu'on est sur la trace d'une idée qui puisse vous permettre de rassembler et de généraliser des faits, de grouper sous un même titre, de soumettre à une même loi des observations dont le lien était resté un peu inaperçu, il serait peut-être plus prudent d'attendre d'avoir tout démontré avant de rien avancer. Mais comme il est à craindre que des ambitions scientifiques trop ardentes, et par cela même peu scrupuleuses, ne mettent à profit, pour les généraliser plus tard, des faits que l'on avait soi-même observés, et dont on avait cru saisir la véritable corrélation physiologique, nous croyons nécessaire de dire que cette thèse n'est qu'une partie d'un travail ayant trait aux accidents de l'élimination des poisons par toutes les voies d'excrétion, et qu'aujourd'hui nous avons restreint notre sujet pour le mieux étudier dans ses détails.

Nous ne nous occuperons donc que des altérations des reins et de l'albuminurie qui succèdent à l'élimination des poisons [1].

§ IV. — L'influence qu'exercent sur les reins quelques substances irritantes, introduites dans l'organisme, frappa Bright lui-même, et fut signalée par la plupart des observateurs qui ont marché sur ses traces.

« C'est un fait démontré, expérimentalement et cliniquement, que l'action de certaines substances fortement diurétiques, lorsqu'elle se prolonge, soit qu'il y ait absorption d'une grande quantité de ces substances en peu de temps, soit qu'on les administre même à petites doses pendant longtemps, suffit pour produire dans quelques cas l'albuminurie. Parmi ces substances, les unes sont simple-

1. Dans deux communications faites à la Société de Biologie, les 26 septembre et 3 octobre de cette année, nous avons, à propos de l'albuminurie saturnine, exposé l'idée première de ce travail d'ensemble.

ment diurétiques, comme la térébenthine et comme le copahu, le poivre cubèbe, le nitrate de potasse ; d'autres ont une action irritante très-manifeste, comme la cantharide ; quelques autres, comme l'alcool, sont à la fois diurétiques et irritantes. Parmi les premières, il en est plusieurs qui ont donné lieu à l'albuminurie passagère, et même, lorsque les sujets étaient cachectiques, à l'albuminurie persistante, au dire d'Osborne [1]. »

Un état cachectique n'est nullement nécessaire, comme nous espérons le démontrer, pour que, sous l'influence de certains poisons, l'albuminurie consécutive devienne persistante. En un laps de temps assez court, il peut se produire dans le parenchyme rénal, et principalement dans les éléments anatomiques destinés à l'excrétion urinaire, des altérations plus ou moins profondes, et cela suivant la dose de l'agent toxique ou la durée de son action.

On ne saurait, dans l'état actuel de la science, déterminer d'une façon rigoureuse, quelles sont les substances qui, s'éliminant par les reins, sont capables d'altérer la structure de ces organes et consécutivement leurs fonctions.

Outre qu'un tel travail, s'il était possible, nous entraînerait trop loin en ce moment, nous pensons qu'en limitant cet essai aux principaux poisons, nous pouvons néanmoins donner une idée générale de l'action qu'exercent toutes les substances toxiques sur l'organe excréteur de l'urine.

Nous ne dirons que quelques mots des cantharides, de l'alcool et du mercure, leurs effets étant signalés depuis longtemps ; mais nous insisterons spécialement sur les préparations arsenicales, le plomb et le phosphore.

En 1848, M. le professeur Bouillaud [2] traça, pour la première fois, un tableau extrêmement complet de l'*albuminurie canthari-*

1. Paul Lorain. *De l'albuminurie.* Thèse d'agrégation. 1860, p. 85.
2. *Revue médico-chirurgicale de Paris.* T. III, p. 5 et 65.

dienne. Suivant cet illustre observateur, le poison agirait probablement, non pas sur le parenchyme même des reins, mais bien sur la membrane séreuse ou séro-muqueuse qui tapisse le système excréteur de ces organes sécréteurs de l'urine.

« La portion de cantharides absorbée à la surface des vésicatoires, mise en contact avec la membrane interne du système excréteur de l'urine, y produit une sécrétion accidentelle analogue à celle déterminée par le vésicatoire sur la couche de la peau que tapisse immédiatement l'épiderme. Or, cette sécrétion, dans l'un et l'autre cas, fournit un liquide séreux, et l'on sait qu'un pareil liquide contient, comme le sérum du sang, une forte proportion d'albumine. Le liquide séreux sécrété par la membrane interne de l'appareil excréteur des reins se mêle à l'urine, et c'est là qu'on en démontre la présence par les réactifs que tout le monde connaît. »

Les progrès de l'histologie pathologique ont permis de compléter sur un seul point les recherches si remarquables de M. le professeur Bouillaud et de constater que le parenchyme rénal est lui-même atteint. Il se produit à la longue une altération des éléments excréteurs de l'urine, une véritable néphrite parenchymateuse avec albuminurie. Le poison, une fois parvenu dans les calices et le bassinet, y détermine une espèce de vésication qui peut se faire aussi dans les uretères, mais qu'on observe bien plus fréquemment dans la vessie, ainsi qu'il résulte des faits curieux que M. Morel-Lavallée avait communiqués dès 1844 à l'Académie des sciences et sur lesquels il a appelé de nouveau l'attention dans un mémoire publié il y a quelques années [1].

L'influence de l'*alcool* sur le développement de l'albuminurie, signalée par Bright lui-même, a été reconnue par tous les observateurs. Suivant Christison, l'abus des liqueurs alcooliques serait

1. Morel-Lavallée. *De la cystite cantharidienne*, Arch. gén. de méd., 5° série, p. 532, 1856.

même une des causes les plus fréquentes de la maladie de Bright.
« Mais, d'accord sur le fait fondamental, on a différé sur le mode
d'interprétation. Ainsi Frerichs pense que l'alcool produit une altération spéciale du sang, en vertu de laquelle se manifeste une ten-
dance à l'exsudation dans divers organes, explication qui ne nous
paraît pas beaucoup éclaircir le question. Christison[1], et la plupart
des Anglais après lui, pensent que les liquides spiritueux agissent
directement sur le rein comme diurétiques, et amènent ainsi l'irrita-
tion directe. Cette opinion, qui rappelle l'action exercée sur les tubes
urinifères par la cantharidine au moment de son élimination, ne
pourrait être adoptée d'une façon absolue que s'il était prouvé que
l'alcool traverse constamment et en totalité les organes sécréteurs de
l'urine. Or c'est là un point que les travaux de MM. Lallemand, Per-
rin et Duroy[2], malgré les progrès qu'ils réalisent dans l'étude de
cette question obscure, n'ont point suffisamment établi, et la théorie
de la combustion à peu près complète de l'alcool dans les poumons
s'appuie encore aujourd'hui sur des autorités très-respectables.
D'ailleurs si l'opinion de Christison était juste, on devrait voir l'albuminurie survenir chez les buveurs bien plus tôt et surtout plus
soudainement qu'elle ne se montre en réalité; on devrait la rencon-
trer dans les cas de *delirium tremens* et d'*alcoolisme aigu*; la fragilité
bien connue de l'épithélium rénal devrait en amener la chute dès
qu'une certaine quantité de liquide alcoolique aurait passé dans les
canalicules. Mais ce n'est pas là ce que nous voyons; ce n'est point à
la suite d'excès accidentels que l'urine devient coagulable; c'est chez
les individus qui depuis longtemps déjà font un abus journalier des
spiritueux, dont la constitution a déjà été profondément modifiée,
qui présentent, en un mot, les traits de l'*alcoolisme chronique*[3]. »

1. *On granular degeneration of the kidnies.* Edinburgh. 1839, p. 110.
2. *De l'alcoolisme.* Thèse de concours pour l'agrégation, par M. Racle. Paris, 1860
3. S. Jaccoud. *Des conditions pathogéniques de l'albuminurie.* Paris, 1860.

Et d'abord on a constaté expérimentalement l'élimination de l'alcool par le rein, et il n'est nullement nécessaire qu'elle se fasse en totalité par cette voie. De plus, il existe dans la science des observations d'albuminurie aiguë passagère sous l'influence d'un excès accidentel de boissons. Enfin, indépendamment des variétés dans les résistances individuelles, l'alcool, chez certains sujets, sans que nous sachions pourquoi, peut quelquefois s'éliminer en plus grande quantité par la surface cutanée ou par les poumons que par les reins.

Malgré les arguments d'une grande valeur que M. Jaccoud invoque dans son excellente Thèse, et d'après les quelques faits dont nous avons été témoin et plusieurs expériences que nous avons faites, il nous est impossible de ne pas nous ranger, pour bon nombre de cas, à l'opinion anglaise. Ici, en effet, l'alcool agit absolument comme les autres substances irritantes ou toxiques.

· Ce que nous venons de dire des cantharides et de l'alcool s'applique également au *mercure*. Son influence, admise et rejetée tour à tour, est un fait parfaitement reconnu à notre époque; seulement, ainsi que le remarque le savant auteur que nous citions tout à l'heure, la réserve qu'on apporte aujourd'hui dans l'emploi des mercuriaux, réserve inconnue au temps de Blackall et de Well, nous explique la rareté actuelle des albuminuries de cet ordre. Ici encore nous croyons que, dans les intoxications rapides par le mercure, l'albuminurie est le résultat direct de son action sur le parenchyme rénal. On a encore signalé l'action qu'exercent l'*iode*, etc., et tout récemment l'*ammoniaque*[1].

1. M. Potain a lu, en 1862, à la Société médicale des hôpitaux, une très-belle observation d'empoisonnement par l'ammoniaque liquide. « L'altération trouvée dans les reins, dit-il, à l'autopsie du sujet de mon observation, est une autre circonstance remarquable sur laquelle je désire attirer l'attention de la Société. Bien que le fait soit unique jusqu'ici, il me paraît logique de rapporter cette lésion à l'action de l'ammoniaque.

« Et d'abord, on ne peut en aucune façon l'attribuer à la décomposition cadavérique,

Arsenic et ses composés.

Certaines altérations de l'urine et des reins, dans l'intoxication arsenicale, furent signalées par quelques observateurs depuis une

en premier lieu parce que les deux reins étaient très-inégalement altérés, puis parce que le cadavre ne présentait point de traces de putréfaction avancée dans ses autres parties; enfin parce que l'altération de l'épithélium des tubes urinifères, sa desquamation, son transport dans le bassinet où je l'ai trouvé en si grande quantité, ne peuvent s'être opérés que pendant la vie. Malheureusement l'urine n'avait point été examinée à ce point de vue, rien n'ayant pu faire prévoir une lésion de cette espèce. Mais cette lacune regrettable dans l'observation n'empêche certainement pas d'affirmer que les reins avaient été malades.

« Il n'y a pas lieu de croire non plus que l'affection des reins existât avant l'empoisonnement, puisque le malade n'avait accusé absolument aucun trouble de santé antérieur à sa tentative de suicide. L'altération des reins a donc été, suivant toute probabilité, l'une des conséquences de l'empoisonnement.

« La néphrite produite par les *ingesta*, sauf celle produite par les cantharides, est encore peu connue. L'essence de térébenthine, le nitrate de potasse, l'ail, en ont fourni quelques exemples plus ou moins positifs. On a fait jouer un rôle important à l'abus des liqueurs spiritueuses dans l'étiologie des phlegmasies rénales; mais de l'ammoniaque, il n'a jamais été question. En consultant les observations antérieures d'empoisonnement par cette substance, je trouve dans celle de M. Rullié, que les reins étaient très-congestionnés, avec un pointillé ecchymotique entre les tubes et de larges ecchymoses dans le bassinet droit; la vessie contenant une urine trouble avec un dépôt muqueux. Voilà certes des altérations indiquant un état pathologique du rein bien positif, sinon aussi considérable que chez mon malade.

« Dans les autres faits d'empoisonnement par l'ammoniaque, on n'a constaté, il est vrai, aucune altération des reins; mais cela peut s'expliquer, ou parce que la quantité d'ammoniaque introduite dans l'estomac avait été très-minime, comme dans le cas de Nysten, ou parce que la mort était arrivée trop promptement, comme dans celui de Chapplain.

« On sait, d'ailleurs, par les expériences d'Orfila sur les animaux, que l'ammoniaque ingérée s'élimine en très-grande partie par les urines; et cela peut aider à concevoir comment ce poison est capable d'agir particulièrement sur les reins.

« En résumé, l'ammoniaque liquide, introduite en certaine quantité dans l'estomac, agit à la fois comme caustique et comme fluidifiant, et, à ce double titre, donne lieu à des hémorrhagies gastro-intestinales plus constantes, plus abondantes et plus persistantes que celles observées dans les autres empoisonnements.

« Elle est absorbée et éliminée en partie par les urines et paraît pouvoir déterminer des lésions graves dans la substance sécrétante des reins. » (*Union médicale*, t. XIII, 1862, p. 119.)

vingtaine d'années, mais sans les rattacher directement à l'élimi-nation du poison. Ce ne fut guère que dans ces derniers temps que l'on mentionna l'albuminurie et les lésions de la maladie de Bright.

Vogel [1], comme nous le verrons quelques pages plus bas, remar-qua que, dans l'empoisonnement par l'hydrogène arsénié, l'urine traitée par la chaleur ou par l'acide nitrique dépose un coagulum brun-rouge abondant. Pour lui, l'hématoglobuline passe dans les urines, les globules de sang ayant été préalablement détruits dans le torrent circulatoire par la présence du gaz toxique.

En 1857, le docteur Quaglio, de Munich, entreprit sur les animaux des expériences avec l'arsenite de potasse. Il résulte de ces expé-riences que l'urine des animaux empoisonnés et nourris d'arsenic pendant vingt-quatre jours était albumineuse, et que les reins offraient les diverses lésions de la maladie de Bright.

L'année suivante, M. Imbert-Gourbeyre [2], à propos d'une obser-vation très-remarquable du professeur Christison (obs. I), signala également la propriété qu'a l'arsenic de rendre les urines albumi-neuses.

Dans un travail plus récent [3], le même auteur analyse quatre observations curieuses que nous reproduirons plus loin (obs. II, III, IV et V).

OBS. Ire. — *Empoisonnement lent par l'arsenic. — Albuminurie. — Desquamation des tubuli. — Présence du poison dans l'urine.*

Dans le courant de mai 1855, la dame Wooler fut prise de tous les symptômes qui caractérisent l'empoisonnement par l'arsenic : séche-resse de la bouche et de la gorge, déglutition presque impossible, vo-missements répétés et coliques violentes, selles d'abord bilieuses, puis manifestement purulentes; pouls petit. — Le 8 juin, les symptômes s'étaient

1. *Arch. für Wiss. Heilkunde,* 1853.
2. *Gaz. méd.* 1858.
3. *Du traitement de la maladie de Bright par l'arsenic.* 1863.

aggravés : rougeur de la langue et du pharynx, persistance des vomissements, des coliques et de la diarrhée accompagnée de ténesme. Dans les garde-robes on reconnut, à l'examen microscopique, des globules de sang et de pus. L'urine, qui était peu abondante, très-colorée et très-dense, contenait de l'albuminurie, des globules sanguins et des moules de tubes urinifères. — Le 12 juin, il y eut une éruption à la face et sur les bras, éruption qui revêtit les caractères de l'eczéma. Le docteur Christison constata d'une façon certaine la présence de l'arsenic dans l'urine. La malade dépérissait de jour en jour; elle fut enfin prise de spasmes tétaniques, et la mort survint le 27 au matin.

Autopsie. — Le foie, un peu augmenté de volume, présentait la coloration du safran ; il était friable.

La muqueuse de l'estomac était injectée et notablement ramollie; il en était de même dans l'intestin grêle qui, en outre, dans son tiers inférieur, offrait des ulcérations de dimensions variables (1, 2 et même 3 centimètres). Vascularisation très-grande également du gros intestin. Le pancréas, les reins et la rate étaient congestionnés. On trouva des traces d'arsenic dans la plupart des viscères. (D* CHRISTISON, *Edinburgh medical journal*. 1856.)

Dans ce cas, nous avons en même temps deux organes d'élimination lésés; la peau et les reins. De plus, il existait de l'albuminurie, et l'analyse chimique fit reconnaître la présence de l'arsenic dans l'urine. En face d'un fait clinique semblable, presque aussi concluant qu'une expérience physiologique, il nous semble qu'on est rigoureusement en droit d'admettre que le poison, en s'éliminant, a produit, sur la peau, une éruption eczémateuse, et dans les reins une altération bientôt suivie de l'état albumineux des urines.

Obs. II. — Rudolphe Schindler, frère du docteur Schindler, s'empoisonne par mégarde en inhalant, pendant plus d'une seconde, de l'hydrogène arsénié qu'il préparait dans un appareil de Wolf. Il a été calculé que le jeune chimiste avait pu absorber ainsi un huitième de grain d'arsenic. Quelques heures après, vertiges, malaise dans les reins, douleurs dans les genoux, frissons, etc...; plus tard, vomissements, douleurs rénales violentes et continues ; ténesme vésical, urines troubles, d'un rouge noirâtre; c'était du sang pur se coagulant au fond du vase, refroidissement des extrémités, etc.

Le lendemain, même ensemble symptomatique; l'urine avait toujours la couleur du sang épais, mais il ne se formait plus de coagulum, quoique les douleurs rénales fussent aussi violentes.

Le troisième jour, douleurs des reins moindres, urines plus claires, quoique toujours sanguinolentes.

Le cinquième jour, les urines étaient encore sanguinolentes, etc. Guérison consécutive. — Observation analysée de Schindler. (*Journal für Chirurgie von Graefe und Walther*, 1838.)

Obs. III. — Britton, droguiste et chimiste, respire à deux reprises différentes cent cinquante pouces cubes d'hydrogène contenant de l'hydrogène arsénié. Après les dernières inspirations, vertiges, faiblesses, écoulements non douloureux, par l'urètre, d'environ soixante grammes de sang, etc... Deux heures après, légères douleurs dans les lombes, vomissement.

Le lendemain, au milieu d'un cortége formidable de symptômes, légère hématurie...

Les trois derniers jours, œdème de la face; mort le cinquième; ce jour-là, très-petite quantité d'urine avec un peu de sang.

A l'autopsie, anasarque générale, reins bleuâtres et gorgés de sang, le gauche plus volumineux. (Observ. analysée, O'Reilly, Dublin, *Journal et arch. gén. de méd.*, 1842.)

Obs. IV. — Une femme de dix-huit ans s'empoisonne avec un gramme d'orpiment; mort en soixante heures. Les reins étaient granuleux dans leur substance corticale. Il n'est pas question des urines dans l'observation. (Paterson, *Monthly journal of med.*, 1846, *Arch. gén. de méd.*, 1848.)

Obs. V. — Un homme adulte respire du gaz hydrogène mélangé de gaz hydrogène arsénié. Faiblesse des membres extraordinaire, lipothymies, urines noires comme de l'encre pendant vingt-quatre heures. L'urine ne contenait pas de globules sanguins; mais, par la chaleur et par l'acide nitrique, elle déposait un coagulum brun-rouge très-abondant, comme celui que l'on obtient en faisant bouillir du sang étendu d'eau.

On expérimente sur un chien avec le même gaz; mêmes résultats. Douze heures après, l'urine de l'animal était fortement alcaline, brun-noir, sans globules sanguins, et offrait les mêmes réactions par la chaleur et l'acide nitrique; douze heures plus tard, urines normales. (Prof. Vogel, *Arch. für Wiss. Heilkunde*, 1853.)

Au commencement de cette année [1], nous avons présenté à la Société de Biologie les reins d'un jeune homme qui avait succombé

1. *Gaz. méd.*, 1863.

à un empoisonnement par l'hydrogène arsénié. L'urine avait les caractères décrits dans les observations précédentes, et, en outre, la substance corticale des reins était notablement altérée.

Obs. VI. — *Empoisonnement par l'arsénite de cuivre, à la suite d'un séjour prolongé dans une chambre peinte avec du vert de Schéele. —. Albuminurie passagère; présence du poison dans l'urine.*

Le docteur Keller traitait, depuis le 9 octobre 1858, une femme âgée de quarante-cinq ans, auparavant forte et bien portante, pour une fièvre typhoïde, qui, après avoir suivi sa marche habituelle, s'était terminée, au bout de cinq semaines, sans occasionner une diarrhée considérable. Mais la malade n'avait pu se rétablir; l'appétit surtout faisait complétement défaut, bien que la langue restât complétement nette. La malade était prise de dégoût pour les aliments, avant chaque repas; elle avait de temps en temps la tête lourde et ne pouvait dormir la nuit. Extrêmement amaigrie, affaiblie et débilitée, elle n'avait pu encore quitter le lit, bien que sa fièvre fût terminée depuis un mois. Tous les moyens fortifiants jusqu'alors employés n'avaient produit aucune amélioration. Il était survenu, dans les derniers temps, un tremblement très-pénible dans les mains et des douleurs tensives dans les pieds. La malade s'affaiblissait tellement qu'elle ne pouvait même plus s'asseoir dans son lit. D'un caractère excessivement irritable, très-abattue, le regard anxieux, elle était tombée dans une profonde cachexie. Le pouls était normal. Elle habitait une chambre qui avait été peinte en vert, il y avait plusieurs mois. Son lit, qu'elle n'avait pas quitté depuis neuf semaines, était appliqué à la muraille dans le sens de sa longueur. J'émis l'opinion qu'il pouvait bien s'agir d'un empoisonnement par l'arsénite de cuivre, et je décidai M. le docteur Keller à faire analyser la couleur par M. le professeur Kletzinski. Ce dernier trouva qu'elle renfermait une abondante quantité d'arsénite de cuivre.

On ordonna aussi 0 gr. 50 d'iodure de potassium, et quelques jours après, le 21 décembre, l'urine fut examinée. On y trouva un peu d'albumine et une plus grande quantité de matière colorante bleue; et l'appareil de Marsh permit de constater la présence de taches faibles, mais évidentes, d'arsenic, taches qui laissaient émaner, sans être aucunement chauffées, une odeur d'ail, et que l'eau de Javelle dissolvait complétement.

On fit habiter la malade dans une autre chambre; l'usage de l'iodure de potassium fit complétement disparaître tous les symptômes, et au bout de quatre semaines la guérison était complète. (Dr F.-W. Lorinzer, de Vienne. — *Union médicale*, t. VIII, 1860. — Extrait du *Wiener medizinische Wochenschrift.*)

Dans deux autres cas d'empoisonnement semblable , rapportés par le même auteur, la présence de l'albumine et du poison fut également constatée dans l'urine.

Préparations saturnines.

La coïncidence de l'albuminurie avec l'intoxication saturnine a été signalée par divers observateurs, mais personne, à notre connaissance, ne l'a rattachée d'une manière directe à l'élimination du plomb par les reins.

Dans deux communications à la Société de Biologie (26 septembre et 3 octobre 1863), nous avons exposé le résultat de nombreuses expériences sur les animaux et d'observations cliniques, dans le but de démontrer que les préparations saturnines, ainsi que la plupart des substances toxiques, peuvent, en s'éliminant, altérer le rein et amener consécutivement à cette altération une albuminurie passagère ou persistante, suivant la dose du poison ou la durée de son action. Nous croyons inutile de revenir sur ces faits et nous renvoyons au mémoire que nous avons publié, sur l'albuminurie saturnine, dans les *Archives de médecine* (n^os de novembre et décembre 1863) [1]. Nous ajouterons seulement les deux observations suivantes qui viennent à l'appui de celles qui déjà ont été rapportées.

Obs. VII. — *Homme bien constitué. — Une colique de plomb
antérieure. — Albuminurie légère.*

Bauman (Alfred), âgé de 28 ans, peintre en bâtiments, est admis, le 1er décembre 1863, à l'hôpital de la Charité, salle Saint-Félix, n° 9, dans le service de M. le professeur Natalis Guillot.

Ce malade est bien constitué, bien musclé, d'une bonne santé habituelle. Il y a sept ans, il eut une blennorrhagie, qui nécessita un traitement d'un mois

1. Voir aussi l'*Union médicale*, 29 décembre 1863.

et demi avec le copahu et le cubèbe. Pas d'autres maladies antérieurement. Jamais il n'a habité de logement humide ni fait d'excès alcooliques ou vénériens. Il ne peut donner de renseignements sur la santé de ses parents, qui sont morts à un âge avancé. Il y a quinze ans qu'il exerce la profession de peintre. L'an dernier, pour la première fois, il éprouva des accidents saturnins qui consistèrent seulement en coliques ; elles ne durèrent que huit jours. Depuis cette époque, jusqu'au 28 novembre, sa santé fut très-bonne ; ce jour-là il se sentit courbaturé, et le 1er décembre il entra à la Charité, et présenta les symptômes suivants : liséré, fétidité de l'haleine, ventre rétracté, constipation très-opiniâtre, douleurs abdominales et lombaires, suppression des urines ; peau à température normale. Eau de Sedlitz qui fut rejetée en partie.

Le 2, les coliques sont encore assez vives. L'urine, traitée soit par la chaleur ou par l'acide nitrique, soit par les deux réunis, donne un précipité albumineux peu abondant. On continue le traitement par les purgatifs et l'opium.

Le 4, les douleurs abdominales sont beaucoup moins fortes. Le malade a pu reposer la nuit. L'urine se trouble encore légèrement.

Le 6, les urines ne sont plus albumineuses. Les coliques ont presque disparu, et le malade recommence à retrouver son appétit.

Le 7, il sort guéri.

OBS. VIII. — *Deux coliques de plomb antérieurement.* — *Néphrite albumineuse.* — *Amblyopie.* — *Œdème de la face et des extrémités inférieures.* (Observation communiquée par notre collègue et ami, M. Nicaise.)

L... A...., âgé de quarante-huit ans, peintre en bâtiments depuis trente-cinq ans, entre, le 25 novembre 1863, à l'hôpital de la Charité, service de M. Pelletan, salle Saint-Michel, n° 12.

Ce malade est d'un tempérament lymphatique ; il est affaibli et d'une teinte jaune pâle ; on ne trouve pas dans ses antécédents d'autres maladies que celles dues au plomb.

Il eut, il y a quatre ans, une première colique de plomb très-vive, avec vomissements bilieux fréquents et abondants pendant deux à trois jours ; deux mois après survient la paralysie des extenseurs des doigts et des élévateurs des bras, paralysie incomplète qui s'accompagne de douleurs dans les articulations scapulo-humérales. La guérison se fait attendre cinq mois, et le malade reprend enfin son état.

Aucun dérangement ne se manifeste dans sa santé jusqu'à il y a six mois ; à cette époque, il est atteint d'une seconde colique de plomb assez forte, suivie aussi d'une paralysie, mais plus faible que la première ; il entre pendant quelques jours dans le service de M. Piorry. Étant à l'hôpital, il prétend avoir eu de la faiblesse des membres inférieurs ; cependant il marchait encore sans soutien ; il avait également des crampes dans les mollets. Ces symptômes durèrent peu.

La paralysie des extenseurs persista, tout en diminuant assez pour lui permettre un travail peu fatigant, celui de coller du papier. Bientôt la paralysie augmenta de nouveau, mais lentement.

Depuis le 4 novembre 1863 environ, L... a cessé tout travail, ne pouvant plus se servir de ses mains. Huit jours après, des symptômes plus graves se manifestèrent ; à ce moment survinrent la bouffissure de la face, l'œdème des jambes et des troubles de la vue : il avait devant les yeux comme un nuage et de petits corps mobiles. L'intelligence était un peu altérée, la mémoire diminuée, les idées peu nettes, les rêves fréquents. En outre, le malade avait des éblouissements répétés, et des crampes se montraient par moments dans les jambes ; des vomissements tantôt aqueux, tantôt bilieux, survenant surtout la nuit, s'ajoutèrent à ces divers symptômes ; les selles étaient normales.

Le jour de son entrée (25 novembre), le malade ne présente ni arthralgie, ni rachialgie, ni liséré gingival ; mais la paralysie des extenseurs des doigts existe à un haut degré, surtout à gauche ; les mouvements des membres inférieurs sont complétement libres. Il y a en outre de la bouffissure de la face et un œdème léger des extrémités inférieures. La percussion et l'auscultation ne révèlent rien dans les appareils respiratoires et circulatoires.

Les urines sont claires, limpides, d'un jaune pâle ; elles donnent par la chaleur un précipité assez abondant d'albumine, précipité que l'on obtient également par l'acide nitrique. La miction est assez fréquente, surtout la nuit, et le malade retient difficilement ses urines.

Le 26 et le 27, le précipité d'albumine est moins abondant.

Le 29 et le 30, sa quantité augmente légèrement ; les jours suivants, l'urine, examinée toujours le matin au moment de la visite, contient à peu près la même quantité d'albumine.

Le 11 décembre, à l'examen microscopique de l'urine, on voit :

1° Des cellules épithéliales larges, irrégulières, aplaties, avec un noyau au centre ; ces cellules sont isolées ou réunies en plaques ;

2° Des cylindres transparents, légèrement jaunâtres, homogènes en certains points, en d'autres présentant des granulations irrégulièrement disséminées, quelquefois réunies en masse ; un grand nombre de cylindres fibrineux offrent des granulations sur toute leur étendue.

Les 14, 15, 16, même état albumineux de l'urine.

Examen du malade le 17 décembre. — L'intelligence est intacte, les étourdissements plus rares, le sommeil est facile, mais léger ; la vue s'est améliorée ; la sensibilité à la douleur varie selon les régions ; elle est diminuée sur les avant-bras, sur la partie latérale gauche du cou, sur la joue gauche, etc.

Les fonctions digestives se font bien , le malade n'a pas eu de vomissements depuis son entrée, les selles sont normales; la miction se fait mieux.

La paralysie des extenseurs diminue, mais elle est toujours plus prononcée à gauche; les forces reviennent des deux côtés, les bras sont moins maigres; le malade se sert facilement de sa main droite. L'œdème des membres inférieurs a complétement disparu; il y a encore de la bouffissure de la face. Les douleurs de reins sont très-faibles; elles existent depuis six mois, n'ont pas augmenté au moment de l'apparition de l'albuminurïe et elles tendent à disparaître complétement.

Le 19 décembre, examen à l'ophthalmoscope; le fond de l'œil est pâle, la papille n'est pas déformée, seulement en certains points les bords en sont peu nets; il n'y a pas de taches blanchâtres sur les rétines; elles paraissent par places avoir perdu de leur transparence, ce qui empêche de voir les *vasa vorticosa*.

Les 18, 19 et 20 décembre, l'urine renferme toujours de l'albumine.

Depuis le jour de son entrée à l'hôpital, le malade est soumis à un traitement tonique.

Phosphore.

L'empoisonnement par le phosphore a donné lieu, depuis plusieurs années, à de remarquables travaux. Comme nous ne pouvons les indiquer tous ici sans sortir de notre sujet, nous renvoyons à l'excellent mémoire que MM. Fritz, Ranvier et Verviac ont publié récemment dans les *Archives* [1]. La stéatose du foie, des reins, du cœur et des muscles de la vie animale fut successivement signalée et décrite avec soin par MM. Von Hauff, Koch, Köhler, Ehrle , et principalement par le docteur Gustave Lewin, le professeur Rokitanski , et enfin les auteurs du mémoire français que nous venons de citer. Toutefois si les lésions rénales ont été fort bien étudiées, la recherche de l'albumine, dans les urines, a été presque complétement laissée de côté, et dans les quelques cas où l'on en

1. *De la stéatose dans l'empoisonnement par le phosphore. Arch. gén. de médecine.* Numéro de juillet 1863.

signala la présence, ce fut sans y attacher une grande importance [1].

Obs. IX. — *Sur un cas d'empoisonnement par la benzine et la matière phosphorée des allumettes chimiques.*

Le 28 juillet 1858, un jeune homme, âgé de 21 ans, fit dissoudre, dans le but de se suicider, deux boîtes environ d'allumettes phosphorées dans de l'eau chaude, et mêla cette dissolution avec 6 ou 8 grammes d'essence de térébenthine, ou plutôt de benzine. Avant d'avaler le poison, il but une assez grande quantité d'eau-de-vie, et, quand il commença à sentir les symptômes de l'ivresse, il sortit de la chambre qu'il occupait, prit la substance vénéneuse, et marcha jusqu'à ce que, les forces l'abandonnant, il s'affaissa sur lui-même et tomba au milieu du boulevard. Transporté à l'hôpital Necker, le malade ne recouvra son intelligence que le lendemain, et cela sous l'influence d'une douche de 20 secondes. Il y eut rétention incomplète d'urine le matin; la miction, dans la journée, s'accomplit sans la participation du malade.

Le 31, urines involontaires.

Le 4 août, l'urine de couleur jaune citrine, un peu louche, donne une forte proportion d'albumine par la chaleur et par l'acide nitrique. D'ailleurs, on n'y constate aucune trace de la matière colorante du sang.

Mort dans la soirée.

Autopsie le 6 août. Reins fortement congestionnés; les deux substances

1. Dans une note publiée dans l'*Union médicale*, le 15 décembre dernier, M. Lancereaux s'exprime ainsi : « Dernièrement nous avions l'occasion d'insister sur la modification des reins (dégénérescence graisseuse dans l'empoisonnement par le phosphore, *Union méd.*, 9 et 11 juillet 1863), et nous essayions de faire sentir l'importance de l'examen des urines en pareille circonstance. » Dans les trois premières observations du travail auquel fait allusion M. Lancereaux, il n'est aucunement question de cet examen, et dans la quatrième et dernière, on rechercha seulement la présence de la bile. — Nous reproduisons textuellement la note où l'auteur parle des urines : « Les urines contenaient de la matière colorante biliaire dans le seul cas où on les ait examinées. Pour ce qui est de l'existence de l'albumine, nous devons avouer que nos observations sont, comme la plupart, incomplètes sur ce point. Notée dans un cas rapporté par le docteur Nitsche (*Schmidt Iahrb.*, Bd. 94), et dans un autre, observé à la clinique du professeur Frerichs (Lewin, *loc. cit.*, p. 563), l'albumine devra à l'avenir être recherchée avec plus de soin, car elle constitue, en pareille circonstance, un symptôme d'une grande valeur. » Dès 1858, M. le professeur Monneret, dans une très-intéressante observation publiée dans les *Archives de médecine*, avait constaté l'état albumineux des urines. Faisons remarquer toutefois que les différents auteurs que nous venons de citer, tout en signalant l'albuminurie, ne l'ont pas rattachée d'une manière directe à l'élimination du phosphore par les reins.

sont uniformément injectées, et il s'en écoule une assez grande quantité de sang (M. le Professeur Monneret, *Archiv. génér. de méd.*, 5e série, t. XII, 1858, p. 291).

Oʙs. X. — *Empoisonnement aigu par le phosphore.* — *Albuminurie.* — *Desquamation des tubuli observée pendant la vie.* — *Stéatose des reins.*

A. H., soldat au 42e régiment d'infanterie de ligne, fut apporté à l'hôpital le 20 mai. C'est un jeune homme de 24 ans, fort bien constitué, d'une bonne santé habituelle. A son arrivée, il était dans un état d'extrême prostration; il avait de fréquentes nausées, la peau brûlante, de la céphalalgie et le pouls accéléré; la face était congestionnée, les yeux luisants et animés, la langue villeuse. On constate par la percussion que le foie est notablement hypertrophié. La veille, le malade avait avalé, en assez grande quantité, de petits fragments d'allumettes phosphorées. Deux jours auparavant, il avait cherché à s'empoisonner avec du mercure métallique, mais il n'en était résulté aucun accident. Aussitôt après l'ingestion du phosphore, le malade fut pris de vomissements incoercibles; malgré cela, on prescrivit un émétique, de la magnésie calcinée dans du lait, et sur la tête des lotions d'eau froide. Il vomit environ quatre litres de matières verdâtres, mêlées de flocons muqueux, de matières alimentaires et de fragments d'allumettes. Ces vomissements n'avaient point l'odeur phosphorée. Le lendemain, 22 mai, l'état du malade était à peu près le même que la veille; le ventre était tendu, mais il n'y avait pas de sensibilité à la pression de l'épigastre; les hypocondres seuls étaient douloureux. L'urine, très-rouge, dense, albumineuse, renfermait des cylindres d'exsudation, et cet état de l'urine persista pendant toute la durée de la maladie. Le lendemain, il y avait de vives douleurs au creux de l'estomac, aux hypocondres; ou appliqua des sangsues, de la glace à l'intérieur et à l'extérieur. Pour la première fois depuis l'empoisonnement, le malade eut une selle copieuse. Le matin du 24 mai, les douleurs épigastriques avaient cessé, mais il y avait de vives douleurs thoraciques; les sueurs, très-abondantes, exhalaient l'odeur du phosphore. On constata de l'amaurose, des douleurs lancinantes dans le globe de l'œil; les pupilles étaient dilatées; le pouls, plein et fort, marquait 100 pulsations. La transpiration était excessive, les extrémités étaient froides; le malade ne voyait et n'entendait plus rien. A l'auscultation du cœur, on reconnut l'existence d'un bruit de souffle doux au second temps. Le malade se plaignait surtout d'épreintes thoraciques extrêmement vives. Il mourut en pleine connaissance, le même jour, à 7 heures du soir.

Autopsie. — Les poumons étaient hépatisés; il y avait des ecchymoses sous-pleurales. Le foie était graisseux; les reins présentaient le second degré de la maladie de Bright. (Dʳ Nitsche. — *Wochenblast der zeitschrift.* 1857.)

Obs. XI. — *Empoisonnement par la pâte phosphorée. — Urines très-albumineuses à partir du quatrième jour. — Dégénérescence graisseuse des reins.*

Un homme, âgé de 25 ans, avala la pâte phosphorée de 300 allumettes. On s'assura que cette quantité représente environ 16 centigrammes de phosphore. La mort survint le dixième jour. Parmi les symptômes observés, on signala surtout les résultats suivants, fournis par l'examen du foie : l'ictère avait débuté au bout de 36 heures, sans que le foie eût changé de volume. Le lendemain, ses dimensions avaient considérablement augmenté, et la percussion de la région hépatique provoquait une vive douleur. La tuméfaction du foie fit des progrès incessants jusqu'au neuvième jour, puis l'organe revint rapidement à ses dimensions primitives, en même temps qu'éclataient les accidents cérébraux qui précédèrent de peu la mort. L'examen de l'urine fit constater une assez grande quantité d'albumine à partir du quatrième jour seulement.

Le foie était petit, affaissé, anémique, graissant le scalpel. Sur un fond rouge, correspondant au système interlobulaire, les lobules se dessinaient sous forme de taches jaunes du volume d'un grain de millet. Le microscope révéla une transformation graisseuse complète des cellules hépatiques, plus avancée dans le système interlobulaire où elles étaient toutes détruites, qu'au contour des lobules, où l'on trouvait encore, au milieu des granulations graisseuses libres, quelques cellules dont la membrane d'enveloppe n'était pas détruite.

En examinant la pulpe splénique, on reconnut que quelques-uns de ses éléments étaient également atteints de dégénérescence graisseuse, et que les trabécules étaient garnies de molécules graisseuses. La substance corticale des reins était augmentée de volume et avait un aspect jaune rosé. Les tubes contournés étaient distendus par des granulations graisseuses, et l'on n'y retrouvait nulle part les éléments épithéliaux normaux. (M. DE KARAJAN, *Gazette hebdomadaire*, 1863, p. 741. — *Wochenblatt der Aerzte in Wien*, 1863, nᵒ 20 à 27.)

§ V. — *Pathogénie*. Il y a peu de questions qui aient soulevé autant de discussions et qui soient plus destinées par leur nature même à rester longtemps indécises que celles des conditions pathogéniques de l'albuminurie.

Si l'on se reporte à la thèse inaugurale de M. Jaccoud, thèse qui présente un si exact et si complet tableau de l'état de la science sur ce sujet, on verra que la question est peut-être trop nettement posée entre les partisans de la doctrine des altérations rénales primitives, et ceux qui, comme Bright, Elliotson, etc., Graves et M. Jaccoud lui-même, soutiennent que l'albuminurie, à l'exception toutefois de celle qui survient mécaniquement, a toujours pour cause première une altération du sang et que les lésions rénales ne sont que consécutives.

Nous ne croyons pas que l'espèce d'albuminurie dont nous avons exposé, dans les pages précédentes, l'origine et la nature puisse décider entre les deux théories qui se partagent la science. Cependant que trouvons-nous dans les expériences et les observations que nous avons rapportées? Nous avons là des substances toxiques prises au hasard. L'empoisonnement n'est pas très-rapide ; l'élimination partielle du poison par le rein se fait graduellement, et, pour ne citer qu'un exemple, nous voyons d'une manière très-nette que l'élimination du plomb peut donner lieu à l'état albumineux des urines. Nous avons trouvé en outre une altération rénale, et par l'analyse chimique nous avons constaté des traces manifestes de plomb dans le rein et dans l'urine. N'est-il pas logique d'admettre un enchaînement entre ces trois ordres de faits, à savoir dans la présence du plomb dans l'urine la cause de la lésion rénale, et dans la lésion rénale la cause de l'albuminurie? En un mot, n'avons-nous pas là en même temps et la cause et l'effet?

Il suffit de parcourir les observations de notre thèse pour reconnaître que tout ce que nous venons de dire du plomb s'applique mot pour mot à tous les poisons que nous avons cités.

Nous ne savons pas encore pourquoi l'élimination de telle série de poisons plus que de telle autre s'accompagne d'albuminurie. Les réactions physiologiques des poisons sur les éléments anatomiques des solides et des liquides de l'économie sont encore trop peu connues pour qu'on puisse demander autre chose que la constatation pure et simple des lésions et par cela même l'explication raisonnée de toutes les altérations organiques.

Nous n'avons pas la prétention de résoudre une question aussi vaste, aussi difficile que celle des conditions pathogéniques de l'albuminurie. Notre unique but, dans cette thèse, est d'appeler l'attention sur une espèce d'albuminurie peu connue, et de chercher à en établir l'évolution pathogénique d'après l'expérimentation physiologique et l'observation clinique.

Nous avons eu soin, à propos des observations, de ne tenir presque aucun compte des cas où l'albuminurie apparaissait chez des individus débilités ; car nous savons que dans toutes les intoxications lentes, saturnines, mercurielles, etc., il existe des troubles plus ou moins graves de la nutrition, qui finissent par altérer les différents organes. Aussi nos observations ont-elles été recueillies chez des sujets d'une bonne santé habituelle, et qui, au moment où l'état albumineux des urines fut constaté, n'offraient aucun signe de cachexie.

Si nous interrogeons les résultats des expériences que nous avons faites pour quelques poisons, voici ce que nous trouvons :

Nous avons empoisonné des animaux trop rapidement pour qu'ils aient eu le temps de devenir cachectiques, et cependant ils étaient albuminuriques ; ils présentaient une lésion des reins, et, dans la trame même du tissu rénal, l'existence du poison fut constatée par l'analyse chimique.

Ces trois ordres de faits donnent donc, du mécanisme de l'albuminurie, dans ce cas, une explication aussi simple et aussi nette qu'il était possible de la désirer.

Puisque le poison, en s'éliminant par le rein, y séjourne plus ou moins longtemps, suivant la durée de l'élimination, il arrive qu'en vertu d'une action mécanique, il irrite et finit par altérer profondément le tissu rénal. Il se produit une véritable néphrite parenchymateuse avec albuminurie.

Si, au lieu d'y séjourner, le poison ne fait que traverser le rein, alors, au lieu d'une albuminurie persistante, liée à une lésion persistante, il n'y aura qu'une albuminurie passagère, due à une 'lésion passagère elle-même.

C'est l'expérimentation physiologique qui nous a mis sur la voie de l'existence de ces albuminuries passagères ou persistantes, ayant un point de départ dans une lésion rénale. Plus tard, les observations cliniques sont venues confirmer ce fait, et c'est ce qui démontre une fois de plus, qu'en fait d'expérimentation, on peut hardiment conclure des animaux à l'homme, et que l'expérience physiologique non-seulement peut être appelée à vérifier les faits cliniques, mais encore être le flambeau qui sert à les découvrir.

Paris.— Imprimerie de P.-A. Bourdier et Cⁱᵉ, rue Mazarine, 30.